CW00460707

Libro de cocina de la dieta mediterránea para principiantes

Recetas fáciles y rápidas para que los ocupados pierdan peso y vivan más sanos

Betty Kern

ÍNDICE DE CONTENIDOS

INTRODUCCIÓN

La Dieta Mediterránea es una dieta muy popular en Estados Unidos. En los últimos años, cada vez más personas han empezado a adoptar la Dieta Mediterránea debido a los numerosos beneficios que ofrece para la salud. En general, la dieta es muy saludable porque hace hincapié en las frutas y las verduras, junto con el pescado y las aves de corral. La dieta es muy baja en azúcar y grasas saturadas, pero incluye muchos cereales integrales, frutos secos, aceite de oliva y pescado.

Este es un gran libro de cocina para aquellos que son nuevos en la dieta mediterránea. Está repleto de deliciosas recetas que le ayudarán a usted y a su familia a disfrutar de una vida sana.

La Dieta Mediterránea es una forma saludable de comer. Este libro le ayudará a iniciar su viaje para adelgazar, ponerse en forma y sentirse bien con sus elecciones. Tanto si quieres perder peso como si sólo quieres sentirte más sano, ¡este libro tiene una receta para ti!

Todas las comidas de este libro utilizan grasas buenas como el aceite de oliva, el aceite de aguacate y el aceite de sésamo. Estos aceites son saludables porque se sabe que reducen el colesterol, alivian el estrés, aumentan los niveles de energía y controlan los niveles de azúcar en sangre. También se sabe que ayudan a combatir el cáncer y la diabetes.

Hay una gran variedad de recetas en este libro. Algunas pueden prepararse en treinta minutos o menos, mientras que otras pueden tardar hasta cinco horas. Cada receta está diseñada para una olla de cocción lenta, por lo que se cocinará mientras estás en el trabajo o en la escuela. Todas las recetas son fáciles de seguir, por lo que no necesitarás ninguna habilidad especial para prepararlas.

Este libro de cocina también viene con una sección adicional que incluye información sobre cómo elegir el tipo de olla de cocción lenta adecuado para sus necesidades, información sobre la cantidad de grasa que debe consumir cada día y otra información sobre la Dieta Mediterránea por el Dr. Frank A. Beach, Jr. un autor que ha escrito muchos libros sobre temas de salud y fitness.

Empiece hoy mismo su viaje hacia una vida más saludable! Pida su copia de este nuevo y sorprendente libro de cocina y vea cómo puede ayudarle hoy mismo. Recuerde: Ponte en forma hoy! Y luego podrá comer en cualquier momento!

Libro de cocina de la dieta mediterránea para principiantes: Recetas rápidas y fáciles para B Introducción del libro Aquí está el artículo completo: ¿Estás buscando un libro de cocina para Crockpot de la Dieta Mediterránea rápido y fácil? ¿Está cansado de intentar elaborar nuevas recetas y tener poco éxito? ¿Quieres un libro de cocina de la Dieta Mediterránea pero no sabes por dónde empezar? Si es así, este es el libro para usted. Este libro de cocina de la dieta mediterránea para olla de cocción lenta, que ha sido diseñado para ser sencillo de seguir, le guiará en la preparación de deliciosas comidas. Recetas de la dieta mediterránea griega La comida griega es probablemente una de las más famosas de todas las tradiciones culinarias. La comida griega es también una de las más populares en todo el mundo a pesar de las otras cocinas internacionales que están disponibles. La comida mediterránea es una cocina muy variada

RECETAS DE ARROZ

1. Falsos pollos y arroz

Tiempo de preparación: 10 minutos

Tiempo de cocción: 6 horas

Porciones: 8

INGREDIENTES:

- 2 cucharadas de aceite de oliva
- 1 taza de champiñones, cortados en rodajas
- ½ taza de cebollas, cortadas en rodajas
- 2 tazas de arroz blanco sin cocer
- 2 cucharadas de mantequilla o margarina vegana
- 2 tazas de agua
- 2 tazas de caldo de pollo vegetariano
- 2 paquetes (7 onzas) de Gardein Chick'n Strips
- ½ cucharadita de sal
- ⅛ cucharadita de pimienta negra

INSTRUCCIONES:

1. Añade el aceite de oliva a una olla de 4 cuartos y saltea las setas y las cebollas a fuego alto hasta que se doren, unos 3-5 minutos.
2. Añade el resto de los ingredientes a la olla de cocción lenta. Tapa y cocina a fuego lento durante 6 horas.

NUTRICIÓN: Calorías: 310 Grasas: 8g Proteínas: 11g Sodio: 523|mg Fibra: 1g Carbohidratos: 42g Azúcar: 0,6g

2. Arroz al curry

Tiempo de preparación: 5 minutos

Tiempo de cocción: 5 horas

Porciones: 4

INGREDIENTES:

- 2 tazas de arroz blanco sin cocer
- 2 cucharadas de aceite de oliva
- 2 tazas de agua
- 2 tazas de caldo sin carne (véase el capítulo 3)
- 2 cucharadas de curry en polvo
- 1 cucharadita de sal
- ¼ de cucharadita de pimienta negra
- 1 cucharada de zumo de lima
- ¼ de taza de cilantro picado

INSTRUCCIONES:

1. Añade todos los ingredientes a una olla de cocción lenta de 4 cuartos, excepto el zumo de lima y el cilantro.
2. Tapar y cocinar a fuego lento durante 4-5 horas.
3. Añada el zumo de lima y el cilantro y cocine durante 30 minutos más antes de servir.

NUTRICIÓN: Calorías: 387 Grasas: 1g Proteínas: 7,6g Sodio: 634mg Fibra: 4g Carbohidratos: 85g Azúcar: 3g

3. Pollo con arroz salvaje

Tiempo de preparación: 15 minutos

Tiempo de cocción: 8 horas

Porciones: 8

INGREDIENTES:

- 3 libras de filetes de pechuga de pollo
- Sal y pimienta al gusto
- 15 dientes de ajo
- 1 taza de tomates secos picados
- 1 taza de alcaparras, escurridas
- 2 tazas de arroz salvaje seco
- ½ taza de aceite de oliva
- 4 tazas de agua
- 1 taza de zumo de limón

INSTRUCCIONES:

1. Salpimentar la pechuga de pollo.
2. Añadir a la olla de cocción lenta.
3. Incorpore el ajo, las alcaparras, las alcaparras y el arroz.
4. En un bol, mezclar el resto de los ingredientes.
5. Vierta la mezcla sobre el pollo.
6. Mezclar bien.
7. Bloquea la tapa en su sitio.
8. Cocinar a fuego lento durante 8 horas.

NUTRICIÓN: Calorías 485 Grasas totales 15,2 g Grasas saturadas 5 g Colesterol 82,5 mg Sodio 1003,9 mg Potasio 780 mg Carbohidratos totales 44,1 g Fibra dietética 3,7 g Proteínas 42,5 g Azúcares totales 2 g

4. Arroz con brócoli

Tiempo de preparación: 5 minutos

Tiempo de cocción: 20 minutos

Raciones: 2

INGREDIENTES:

- Brócoli (picado) - 2 tazas
- Arroz blanco (hervido) - 2 tazas
- Caldo de verduras - 2 tazas
- Sal y pimienta al gusto
- Comino en polvo - 1 cucharada.
- Guisantes congelados - 2 tazas
- Cebolla (en rodajas) - 1
- Dientes de ajo (picados) - 2
- Aceite - 2 cucharadas.
- Hojas de albahaca para decorar

INSTRUCCIONES:

1. Añade el aceite en la olla de cocción lenta.
2. Mezcle el brócoli, el arroz blanco, el caldo, el comino en polvo, los guisantes, la cebolla y el ajo con sal y pimienta.
3. Cocer durante 10 minutos a baja presión.
4. Cuando esté listo, ¡decore con albahaca para servir!

NUTRICIÓN: Calorías: 230; Grasa total: 8g; Grasa saturada: 1g; Colesterol: 0mg; Sodio: 359mg; Carbohidratos totales: 34g; Fibra: 6g; Proteínas: 8g

RECETAS DE SOPAS Y GUISOS

5. Inspirador estofado de ternera español

Tiempo de preparación: 15 minutos

Tiempo de cocción: 5 horas 10 minutos

Porciones: 6

INGREDIENTES:

- 1 libra de carne para guisar, cortada en cubos
- Sal y pimienta negra recién molida, al gusto
- 1 cucharada de aceite de oliva
- 2 patatas rojas, cortadas en cubos
- ½ C. de cebolla española picada
- ½ C. de aceitunas verdes sin hueso
- 1 lata (14½ onzas) de tomates cortados en cubos con jugo
- 1 bote (12 onzas) de salsa de tomate

INSTRUCCIONES:

1. Sazone la carne con sal y pimienta negra de manera uniforme.
2. En una sartén grande, calentar el aceite a fuego medio y cocinar la carne durante unos 5 minutos
3. Con una espumadera, transfiera la carne a una olla de cocción lenta.
4. En la misma sartén, añadir la cebolla y el ajo y saltear durante unos 5 minutos.
5. Transfiera la mezcla de cebolla a la olla de cocción lenta.
6. Añade el resto de los ingredientes y remueve para combinarlos.
7. Ponga la olla de cocción lenta en "Low" y cocine, tapado, durante unas 4-5 horas.
8. Servir caliente.

NUTRICIÓN: Calorías por ración: 253; Carbohidratos: 18,6g; Proteínas: 25,8g; Grasas: 8,6g; Azúcar: 5,3g; Sodio: 480mg; Fibra: 3,5g

6. Estofado de carne cretense

Tiempo de preparación: 15 minutos

Tiempo de cocción: 6 horas

Porciones: 6

INGREDIENTES:

- 2 libras de carne de vacuno magra, cortada en cubos del tamaño de un bocado
- 2 cebollas picadas
- 1 libra de berenjena, cortada en cubos
- 1 libra de calabacines, en rodajas
- 1 libra de tomates picados
- 1 cucharadita de tomillo seco
- 2 cucharadas de menta fresca picada
- Sal y pimienta negra recién molida, al gusto
- 5 cucharadas de aceite de oliva virgen extra
- 5 C. agua

INSTRUCCIONES:

1. En una olla de cocción lenta, coloque todos los ingredientes y revuélvalos para combinarlos.
2. Ponga la olla de cocción lenta en "Alto" y cocine, tapado, durante unas 6 horas.
3. Servir caliente.

NUTRICIÓN: Calorías por porción: 441; Carbohidratos: 13,6g; Proteínas: 48,7g; Grasas: 21,6g; Azúcar: 7,1g; Sodio: 148mg; Fibra: 5,4g

7. Estofado de ternera aclarado

Tiempo de preparación: 15 minutos

Tiempo de cocción: 10 horas

Porciones: 10

INGREDIENTES:

- 3 lb. de carne para guisar
- 16 oz. de champiñones criminales en rodajas
- 1 cebolla grande picada
- 10 dientes de ajo picados
- 2 cucharadas de romero seco
- 2 C. de caldo de carne
- 2 latas (14½ onzas) de tomates cortados en cubos, escurridos
- 1 lata (15 onzas) de salsa de tomate
- ½ C. de vinagre balsámico
- 1 lata (6 onzas) de aceitunas negras, escurridas
- 1 tarro (2 onzas) de alcaparras, escurridas
- 1 C. de queso parmesano rallado
- ½ C. de perejil fresco picado

INSTRUCCIONES:

1. En una olla de cocción lenta, coloque todos los ingredientes excepto el queso y el perejil y revuelva para combinarlos.
2. Ponga la olla de cocción lenta en "Low" y cocine, tapado, durante unas 8-10 horas.
3. Servir caliente con la guarnición de queso parmesano y perejil.

NUTRICIÓN: Calorías por porción: 368; Carbohidratos: 12,3g; Proteínas: 48,4g; Grasas: 13,3g; Azúcar: 5,7g; Sodio: 928mg; Fibra: 3,4g

8. Cena de invierno Guiso de cordero

Tiempo de preparación: 15 minutos

Tiempo de cocción: 3¼ horas

Porciones: 8

INGREDIENTES:

- 8 chuletas de paleta de cordero
- Sal y pimienta negra recién molida, al gusto
- 3 cucharadas de aceite de oliva
- 8 dientes de ajo picados
- 1 cebolla grande picada
- 4 tomates ciruela grandes, picados
- 2 C. de caldo de pollo
- 1½ C. de agua
- 1½ lb. de achicoria fresca, picada en trozos
- ¼ C. de zumo de limón fresco
- ½ C. de eneldo fresco, picado

INSTRUCCIONES:

1. Sazonar las chuletas de cordero con sal y pimienta negra de manera uniforme. En una sartén grande, calentar 2 cucharadas de aceite a fuego medio-alto y saltear las chuletas en 2 tandas durante unos 3 minutos por lado
2. Con una espumadera, transfiera las chuletas a una olla de cocción lenta.
3. En la misma sartén, calentar el aceite restante a fuego medio y saltear la cebolla y el ajo durante unos 5-6 minutos.
4. Añadir los tomates y cocinar durante unos 2-3 minutos, removiendo frecuentemente.
5. Añada el caldo y llévelo a ebullición, raspando los trozos dorados del fondo.
6. Retirar del fuego y transferir la mezcla a la crock pot.
7. Añadir el agua y remover para combinar.

8. Ponga la olla de cocción lenta en "Alto" y cocine, tapada, durante unas 2 horas.

9. Destape la olla de barro y extienda la achicoria por encima del guiso.

10. Ponga la olla de cocción lenta en "Alto" y cocine, tapado, durante aproximadamente 1 hora, revolviendo 2-3 veces.

11. Destape la olla y añada el zumo de limón y el eneldo.

12. Servir caliente.

NUTRICIÓN: Calorías por porción: 500; Carbohidratos: 12,5g; Proteínas: 55,5g; Grasas: 26,7g; Azúcar: 5,2g; Sodio: 480mg; Fibra: 3,8g

9. Sopa de fajitas de pollo

Tiempo de preparación: 10 minutos

Tiempo de cocción: 8 horas

Raciones: 2

INGREDIENTES:

- 2 muslos de pollo con hueso y sin piel
- ½ taza de maíz congelado, descongelado
- ½ taza de tomates asados al fuego en lata
- ½ taza de frijoles negros enlatados, escurridos y enjuagados
- ½ taza de cebollas picadas
- ¼ de cucharadita de copos de chile rojo
- 2 dientes de ajo picados
- 2 tazas de caldo de pollo bajo en sodio
- 1 cucharada de comino molido
- 1 cucharadita de pimentón ahumado
- ⅛ cucharadita de sal marina
- 2 cucharadas de queso Cheddar afilado rallado
- ¼ de taza de cilantro fresco picado
- 1 cucharada de zumo de lima recién exprimido
- 1 taza de chips de tortilla de maíz, para decorar
- Crema agria, para adornar (opcional)

INSTRUCCIONES:

1. Ponga el pollo, el maíz, los tomates, los frijoles, las cebollas, las hojuelas de chile rojo, el ajo, el caldo, el comino y el pimentón en la olla de cocción lenta y revuelva para combinar.
2. Tapar y cocinar a fuego lento durante 8 horas.
3. Retire el pollo a una tabla de cortar. Incorpore el queso a la sopa. Mientras el queso se derrite, desmenuza el pollo con un tenedor. Vuelva a incorporar la carne a la sopa junto con el cilantro y el zumo de lima.

4. Sirve la sopa adornada con los totopos y una porción de crema agria.

NUTRICIÓN: Calorías: 498 Grasas saturadas: 6g Grasas trans: 0g Hidratos de carbono: 47g Fibra: 9g Sodio: 435mg Proteínas: 34g

10. Sopa de cebada y ternera

Tiempo de preparación: 10 minutos

Tiempo de cocción: 8 horas

Raciones: 2

INGREDIENTES:

- 8 onzas de carne de vacuno para guisar, sin grasa y cortada en cubos de 1 pulgada
- ¼ de taza de cebada perlada
- 1 taza de cebolla picada
- 1 taza de zanahoria picada
- 1 cucharadita de tomillo fresco
- ½ cucharadita de orégano seco
- 2 tazas de caldo de carne bajo en sodio
- ⅛ cucharadita de sal marina

INSTRUCCIONES:

1. Poner todos los ingredientes en la olla de cocción lenta y remover para combinarlos.
2. Tapar y cocinar a fuego lento durante 8 horas. La carne debe estar tierna y la cebada blanda.

NUTRICIÓN: Calorías: 362 Grasas saturadas: 3g Grasas trans: 0g Carbohidratos: 32g Fibra: 7g Sodio: 634mg Proteínas: 40g

11. Guiso de lentejas, garbanzos y judías blancas

Tiempo de preparación: 10 minutos

Tiempo de cocción: 8 horas

Raciones: 2

INGREDIENTES:

- ½ taza de garbanzos enlatados, escurridos y enjuagados
- ½ taza de alubias blancas enlatadas, escurridas y enjuagadas
- ½ taza de lentejas, enjuagadas y seleccionadas
- ½ taza de arroz blanco
- ½ taza de zanahorias picadas
- ½ taza de pimiento rojo picado
- ¼ de taza de perejil
- 1 onza de panceta, cortada en dados
- 2 tazas de caldo de verduras bajo en sodio
- ⅛ cucharadita de sal marina

INSTRUCCIONES:

1. Poner todos los ingredientes en la olla de cocción lenta y remover para que se mezclen bien.
2. Tapa y cocina a fuego lento de 6 a 8 horas.

NUTRICIÓN: Calorías: 599 Grasas saturadas: 3g Grasas trans: 0g Carbohidratos: 91g Fibra: 22g Sodio: 534mg Proteínas: 35g

12. Estofado de carne toscano

Tiempo de preparación: 10 minutos

Tiempo de cocción 4 horas

Porciones: 4

INGREDIENTES

- 2 libras de carne para guisar, cortada en cubos de 1½ pulgadas
- 4 zanahorias, cortadas en trozos de 1 pulgada
- 2 latas (14½ onzas) de tomates cortados en cubos, sin escurrir
- 1 cebolla mediana, cortada en trozos
- 1 paquete de McCormick Crock pots Hearty Beef Stew Seasoning
- ½ taza de agua
- ½ taza de vino tinto seco
- 1 cucharadita de hojas de romero machacadas
- 8 rebanadas de pan italiano tostado

DIRECCIONES

1. Coloque la carne en cubos en la olla de cocción lenta junto con las zanahorias, los tomates en cubos y los trozos de cebolla.
2. Mezclar el paquete de condimentos en la ½ taza de agua y remover bien, asegurándose de que no queden grumos.
3. Añadir el vino tinto al agua y remover ligeramente. Añadir las hojas de romero a la mezcla de agua y vino y luego verter sobre la carne, removiendo para asegurarse de que la carne quede completamente cubierta.
4. Ponga la olla de cocción lenta y cocine durante 8 horas, o cocine durante 4 horas en alto.
5. Servir con pan italiano tostado.

NUTRICIÓN: Calorías 329, grasas 15 g, carbohidratos 23 g, proteínas 25,6 g, sodio 947 mg

13. Estofado de ternera mediterráneo

Tiempo de preparación: 25 minutos

Tiempo de cocción: 8 horas

Porciones:

INGREDIENTES

- 1 cucharada de aceite de oliva
- 8 onzas de champiñones cortados en rodajas
- 1 cebolla, cortada en trozos de ½ pulgada
- 2 libras de asado de ternera, recortado y cortado en cubos del tamaño de un bocado
- 1 taza de caldo de carne
- 1 lata (14½ onzas) de tomates cortados en cubos con jugo
- ½ taza de salsa de tomate
- ¼ de taza de vinagre balsámico
- 1 lata de aceitunas negras, partidas por la mitad o en cuartos
- ½ taza de dientes de ajo, cortados en rodajas finas
- 2 cucharadas de romero fresco, finamente picado
- 2 cucharadas de perejil fresco, finamente picado
- 1 cucharada de alcaparras
- pimienta negra recién molida y sal al gusto

DIRECCIONES

1. Calentar una sartén a fuego alto. Añadir 1 cucharada de aceite de oliva. Una vez calentado el aceite de oliva, añadir el asado cortado en cubos y dorarlo a fuego alto.
2. Una vez que la carne se haya dorado, añada el resto del aceite de oliva (si es necesario) y añada las cebollas y los champiñones. Cuando se hayan ablandado, pásalos a la olla de cocción lenta.
3. Añade el caldo de carne a la sartén para desglasar la sartén, y luego viértelo sobre la carne en la olla de cocción lenta. Los trozos que queden en la sartén añadirán más sabor al guiso.

4. Añade el resto de los ingredientes a la olla de cocción lenta y remueve bien para cubrirlos.
5. Pon la temperatura de tu olla de cocción lenta a bajo nivel y cocina durante 8 horas. Puedes cocinar a fuego alto durante 4 horas si tienes poco tiempo, pero este guiso se beneficia del método largo y lento.

NUTRICIÓN: Calorías 471, grasas 23,4 g, carbohidratos 13,9 g, proteínas 47,1 g, sodio 504 mg

14. Sopa Minestrone

Tiempo de preparación: 10 minutos

Tiempo de cocción: 6 horas 25 minutos

Porciones: 6

INGREDIENTES

- 2 latas (14½ onzas) de tomates cortados en dados
- 2 cucharadas de pasta de tomate
- ¼ de taza de pesto de tomates secos
- 1 corteza de parmesano
- 4 tazas de caldo de verduras
- 2 tazas de agua
- 1 taza de zanahorias, cortadas en dados
- 1¼ tazas de apio, cortado en dados
- 1½ tazas de cebolla blanca picada
- 4-5 dientes de ajo picados
- 1 cucharadita de orégano seco
- 1 ramita de romero (o ½ cucharadita seca)
- 2 hojas de laurel
- Sal y pimienta, al gusto
- 1 lata (15 onzas) de alubias rojas, escurridas y enjuagadas
- 1 lata (15 onzas) de alubias Great Northern, escurridas y enjuagadas
- 1½ tazas de calabacín, cortado en dados
- 1½ tazas de pasta tubular cocida
- 1 taza de judías verdes congeladas, descongeladas
- 2½ tazas de espinacas tiernas picadas
- Queso parmesano finamente rallado, para servir

DIRECCIONES

1. Añade todo menos la pasta y las espinacas a la olla de cocción lenta y cocina a fuego lento durante 6-8 horas.
2. Añade la pasta cocida y las espinacas y cuece 25 minutos más.
3. Servir con parmesano rallado.

NUTRICIÓN: Calorías 307, grasas 9,8 g, carbohidratos 44,2 g, proteínas 12,8 g, sodio 470 mg

15. Sopa toscana de alubias cannellini

Tiempo de preparación 30 minutos

Tiempo de cocción 8 horas

Porciones: 8

INGREDIENTES

- ½ libra de salchicha italiana
- 2 cebollas picadas
- 3 dientes de ajo picados
- 2 cucharadas de pasta de tomate
- 3½ tazas de caldo de pollo
- ½ taza de vino blanco seco (o más caldo de pollo)
- 1 lata (14½ onzas) de tomates cortados en cubos
- 1 lata (15 onzas) de salsa de tomate
- 2 zanahorias, peladas y cortadas en rodajas
- 3 tallos de apio, cortados en rodajas
- 1 pimiento verde, cortado en dados
- 2 cucharadas de hierbas italianas secas
- 2 ramitas de romero fresco (opcional)
- ½ taza de pimientos rojos asados, cortados en dados
- ½ taza de orzo, sin cocer
- ½ cucharadita de sal
- 1 lata (15 onzas) de alubias blancas, enjuagadas y escurridas
- 2 tazas de espinacas tiernas o col rizada picada

DIRECCIONES

1. En una sartén grande, dore la salchicha y luego mezcle la cebolla y el ajo. Cuando estén dorados, páselos a la olla de cocción lenta.
2. Ponga el vino blanco, la pasta de tomate y 1 taza de caldo de pollo en la sartén y desglase. Asegúrate de quitar los trozos marrones.

3. Añade el líquido de la sartén y todos los ingredientes restantes, excepto las espinacas, a la olla de cocción lenta y cocina a fuego lento durante 6-8 horas.
4. 20 minutos antes de servir, añada las espinacas a la olla de cocción lenta y remueva bien para combinarlas.

NUTRICIÓN: Calorías 236, grasas 6,1 g, carbohidratos 25,7 g, proteínas 16,9 g, sodio 728 mg

16. Sopa de lentejas marroquíes

Tiempo de preparación: 15 minutos

Tiempo de cocción: 6 horas

Porciones: 6

INGREDIENTES

- 1½ tazas de lentejas verdes
- 1 cebolla dulce, finamente picada
- Un trozo de jengibre fresco de 1 pulgada, rallado
- 2 dientes de ajo picados
- 3 zanahorias picadas
- 1 pimiento rojo picado
- 1 lata (14 onzas) de tomates cortados en cubos
- 4 tazas de caldo de verduras o de pollo bajo en sodio
- 1-2 cucharadas de harissa roja
- 2 cucharaditas de pimentón ahumado
- ¾ de cucharadita de comino
- ¾ de cucharadita de canela
- Sal Kosher y pimienta, al gusto
- 1 cucharada de zumo de limón fresco
- 1 lata (14 onzas) de garbanzos
- ½ taza de cilantro fresco
- Queso de cabra picado, batido o desmenuzado, para servir (opcional)

DIRECCIONES

1. En su olla de cocción lenta, añada todos los ingredientes excepto los garbanzos y el cilantro y cocine a fuego lento durante 6 horas.
2. 30 minutos antes de servir, añadir los garbanzos y el cilantro y remover para combinar.
3. Servir con queso de cabra si se desea.

NUTRICIÓN: Calorías 219, grasas 1,2 g, carbohidratos 40,8 g, proteínas 11 g, sodio 982 mg

17. Sopa de albóndigas italiana

Tiempo de preparación: 15 minutos

Tiempo de cocción: 6 horas

Raciones: 2

INGREDIENTES

- 3 zanahorias medianas, cortadas en rodajas
- 2 costillas de apio, cortadas en rodajas
- 1 cebolla amarilla mediana, cortada en dados
- 1 cucharadita de condimento italiano seco
- ¼ de cucharadita de pimienta negra
- 1 hoja de laurel
- 12 onzas de albóndigas italianas congeladas (de las que están totalmente cocidas)
- 4 tazas de caldo de carne
- 2 tazas de agua
- ⅝ taza de vino tinto seco
- 2 latas (15 onzas) de tomates cortados en cubos con condimento italiano
- ¾ de taza de pasta seca ditalini (cualquier pasta pequeña sirve)
- 3-5 onzas de espinacas frescas
- Queso parmesano recién rallado, para servir

DIRECCIONES

1. Coloque todos los ingredientes, excepto la pasta y las espinacas, en la olla de cocción lenta.
2. Cocinar a fuego lento durante 6 horas.
3. Añade la pasta y las espinacas tiernas y cuece durante 30 minutos más o hasta que la pasta esté tierna.
4. Servir con parmesano rallado.

NUTRICIÓN: Calorías 170, grasas 7 g, carbohidratos 13 g, proteínas 9 g, sodio 386 mg

RECETAS DE MARISCO

18. Salmón con sabor a Italia

Tiempo de preparación: 15 minutos

Tiempo de cocción: 2 horas 8 minutos

Porciones: 6

INGREDIENTES:

- Para el salmón:
- 1 cucharadita de condimento italiano
- 1 cucharadita de ajo en polvo
- ½ cucharadita de chile rojo en polvo
- ½ cucharadita de pimentón dulce
- Sal y pimienta negra recién molida, al gusto
- 2 libras de filete de salmón con piel
- Aceite de oliva en spray para cocinar
- 1 limón, cortado en rodajas
- 1 C. de caldo de verduras bajo en sodio
- 2 cucharadas de zumo de limón fresco
- Para la salsa de limón:
- 2/3 C. de crema de leche
- ¼ C. de vino blanco
- 3 cucharadas de zumo de limón fresco
- 1/8 cucharadita de cáscara de limón, rallada finamente
- 2-3 cucharadas de perejil fresco picado

INSTRUCCIONES:

1. Forre una olla de barro con un trozo grande de papel pergamino.
2. En un bol pequeño, mezcle las especias.

3. Rocíe el filete de salmón con aceite en aerosol y frote con el aceite en aerosol de manera uniforme.
4. En el centro de la olla de cocción preparada, coloque las rodajas de limón.
5. Ahora, coloque el filete de salmón sobre las rodajas de limón y
6. Verter el caldo y el zumo de limón alrededor del pescado.
7. Ponga la olla de cocción lenta en "Low" y cocine, tapado, durante unas 2 horas.
8. Mientras tanto, precaliente el horno a 400 grados F.
9. Destape la olla de cocción lenta y transfiera el salmón con el líquido a una fuente de horno.
10. Hornear durante unos 5-8 minutos.
11. Mientras tanto, para la salsa: en una cacerola pequeña, añadir la nata, el vino y el zumo de limón a fuego medio-alto y llevar a ebullición, removiendo con frecuencia.
12. Reduzca el fuego a bajo y cueza a fuego lento, tapado, durante unos 8 minutos.
13. Destape la sartén y añada la ralladura de limón.
14. Suba el fuego a alto y cocine durante unos 2 minutos.
15. Retirar del fuego y reservar.
16. Sacar del horno y colocar el filete de salmón en una tabla de cortar.
17. Cortar el salmón en 4 filetes de igual tamaño y cubrir con la salsa.
18. Adornar con perejil y servir.

NUTRICIÓN: Calorías por ración: 265; Carbohidratos: 1,8g; Proteínas: 30,2g; Grasas: 14,6g; Azúcar: 0,4g; Sodio: 115mg; Fibra: 0,3g

19. Maravilloso salmón

Tiempo de preparación: 10 minutos

Tiempo de cocción: 2½ horas

Porciones: 4

INGREDIENTES:

- ¾ C. de hojas de cilantro frescas, picadas
- 2 dientes de ajo, picados finamente
- 2-3 cucharadas de zumo de lima fresco
- 1 cucharada de aceite de oliva
- Sal, al gusto
- 1 libra de filetes de salmón

INSTRUCCIONES:

1. En un bol mediano, añada todos los ingredientes excepto los filetes de salmón y mézclelos bien.
2. En el fondo de una olla de barro engrasada, coloque los filetes de salmón y cubra con la mezcla de ajo.
3. Ponga la olla de cocción lenta en "Low" y cocine, tapado, durante 2-2½ horas.
4. Con una cuchara, mezclar la carne con los jugos de la sartén y servir.

NUTRICIÓN: Calorías por porción: 184; Carbohidratos: 0,7g; Proteínas: 22,2g; Grasas: 10,5g; Azúcar: 0,1g; Sodio: 90mg; Fibra: 0,1g

20. Salmón repleto de nutrientes

Tiempo de preparación: 15 minutos

Tiempo de cocción: 6 horas

Porciones: 4

INGREDIENTES:

- 1 cucharada de condimento italiano
- 1 cucharadita de cebolla en polvo
- 1 cucharadita de ajo en polvo
- Sal y pimienta negra recién molida, al gusto
- 1 libra de filetes de salmón
- 1 cucharada de aceite de oliva
- 1 calabacín, cortado en cuartos y en rodajas
- 1 pimiento rojo, sin semillas y en juliana
- 1 tomate picado
- ½ de cebolla, cortada en rodajas
- 3 dientes de ajo, cortados en rodajas

INSTRUCCIONES:

1. Engrase generosamente un plato ovalado como el de Pyrex que quepa en el interior de la olla de cocción lenta.
2. En un bol pequeño, mezcle el condimento italiano y las especias.
3. Sazone los filetes de salmón con la mitad de la mezcla de especias de manera uniforme y luego úntelos con la mitad del aceite.
4. En un cuenco grande, añada las verduras, el resto de la mezcla de especias y el aceite y remuévalos para cubrirlos bien.
5. Colocar los filetes de salmón en la fuente de horno preparada y cubrir con las verduras.
6. Con un trozo de papel de aluminio, cubra la fuente de horno y colóquela en la olla de cocción lenta.
7. Ponga la olla de cocción lenta en "Low" y cocine, tapado, durante unas 6 horas.
8. Servir caliente.

NUTRICIÓN: Calorías por ración: 224; Carbohidratos: 7,9g; Proteínas: 23,5g; Grasas: 11,8g; Azúcar: 4,1g; Sodio: 98mg; Fibra: 4,1g

21. Comida muy nutritiva

Tiempo de preparación: 20 minutos

Tiempo de cocción: 5 horas 55 minutos

Porciones: 4

INGREDIENTES:

- ¾ C. Lentejas francesas
- ½ C. de zanahorias, peladas y picadas finamente
- ¼ C. de apio, picado finamente
- ¼ C. de cebolla roja, picada finamente
- 1 hoja de laurel
- 2¼ C. de caldo de pollo bajo en sodio
- 1 libra de remolachas doradas pequeñas, lavadas y recortadas
- 1 cucharada de aceite de oliva
- Sal y pimienta negra recién molida, al gusto
- 1 cucharada de miel cruda
- 3-4 cucharadas de zumo de naranja fresco
- 1 cucharada de ralladura de naranja
- 2 cucharadas de zumo de limón fresco, divididas
- 1 cucharadita de ralladura de limón
- 6 (5-oz.) filetes de salmón salvaje
- 2 cucharadas de perejil fresco picado

INSTRUCCIONES:

1. En una olla de cocción lenta, añada las lentejas, las zanahorias, el apio, la cebolla, la hoja de laurel y el caldo y mezcle bien.
2. Coloque un trozo de papel de aluminio sobre una superficie lisa.
3. En un bol, añadir las remolachas, el aceite, la sal y la pimienta negra y mezclar para cubrir bien.
4. Coloque las remolachas en el centro del papel de aluminio y envuélvalas bien.

5. Colocar el paquete de papel de aluminio sobre la mezcla de lentejas.

6. Ponga la olla de cocción lenta en "Low" y cocine, tapado, durante unas 5-5½ horas.

7. Mientras tanto, para el glaseado: en una cacerola pequeña, añadir la miel, los jugos y la ralladura a fuego medio y llevar a ebullición.

8. Reduzca el fuego a medio y cocine a fuego lento durante unos 1-2 minutos, removiendo continuamente.

9. Destape la olla de cocción lenta y transfiera el paquete de remolachas a un plato.

10. Desenvuelve el papel de aluminio y aparta las remolachas para que se enfríen un poco.

11. Pelar las remolachas y cortarlas en trozos.

12. Coloque 1 papel pergamino sobre la mezcla de lentejas en la olla de cocción lenta.

13. Sazone los filetes de salmón con sal y pimienta negra y pinte la parte superior con el glaseado.

14. Colocar los filetes de salmón sobre el pergamino, con la piel hacia abajo.

15. Ponga la olla de cocción lenta en "Low" y cocine, tapado, durante unos 25 minutos.

16. Destape la olla de cocción lenta y pase los filetes de salmón a una fuente.

17. Deseche la hoja de laurel y añada el perejil, la sal y la pimienta negra a la mezcla de lentejas.

18. Acompañar las lentejas con filetes de salmón y rodajas de remolacha y servir.

NUTRICIÓN: Calorías por porción: 407; Carbohidratos: 28g; Proteínas: 38,4g; Grasas: 15,2g; Azúcar: 10,9g; Sodio: 191mg; Fibra: 9,5g

22. Cena súper saludable

Tiempo de preparación: 15 minutos

Tiempo de cocción: 1 hora y 15 minutos

Porciones: 4

INGREDIENTES:

- 2 libras de filetes de bacalao sin espinas
- Sal, al gusto
- 2 latas (14 onzas) de tomates cortados en cubos
- ½ C. de aceitunas de Kalamata, sin hueso y en rodajas
- ¼ C. alcaparras
- ½ de cebolla, cortada en rodajas
- 6 dientes de ajo, cortados en rodajas
- 3 cucharadas de perejil fresco, picado grueso y dividido
- 1 cucharadita de copos de pimienta roja triturados
- Pimienta negra recién molida, al gusto
- 3 cucharadas de aceite de oliva, divididas
- 1 limón, en rodajas
- 1 C. de cuscús
- 1 C. de agua caliente hirviendo

INSTRUCCIONES:

1. Sazone cada filete de bacalao con sal y déjelo a temperatura ambiente durante unos 10-15 minutos.
2. En una olla de cocción lenta, coloque el tomate, las aceitunas, las alcaparras, la cebolla, el ajo, 1 cucharada de perejil, las hojuelas de pimiento rojo, la pimienta negra y 1½ cucharadas de aceite de oliva y mezcle bien.
3. Colocar los filetes de bacalao sobre la salsa en una sola capa y echar un poco de la mezcla de tomate por encima.
4. Colocar 2 rodajas de limón encima.

5. Ponga la olla de cocción lenta en "Alto" y cocine, tapado, durante aproximadamente 1 hora.

6. Destape la olla de cocción y, con una espumadera, transfiera los filetes de bacalao a una fuente.

7. Colocar aproximadamente 2/3 de la salsa sobre los filetes de bacalao.

8. En la olla de cocción con el resto de la salsa, añadir el cuscús, el agua hirviendo y un poco de sal y mezclar bien.

9. Ponga la olla de cocción lenta en "Alto" y cocine, tapado, durante unos 10 minutos.

10. Destape la olla de cocción lenta y con un tenedor esponje el cuscús.

11. Añada el aceite de oliva restante y sirva con los filetes de bacalao.

NUTRICIÓN: Calorías por porción: 507; Carbohidratos: 45,9g; Proteínas: 48,7g; Grasas: 15,2g; Azúcar: 6g; Sodio: 599mg; Fibra: 6g

23. Tilapia Paleo-Friendly

Tiempo de preparación: 15 minutos

Tiempo de cocción: 2 horas

Porciones: 4

INGREDIENTES:

- 1 lata (15 onzas) de tomates cortados en cubos
- 1 pimiento, sin semillas y picado
- 1 cebolla pequeña picada
- 1 diente de ajo picado
- 1 cucharadita de romero seco
- 1/3 C. de caldo de pollo bajo en sodio
- Sal y pimienta negra recién molida, al gusto
- 1 libra de filetes de tilapia

INSTRUCCIONES:

1. En una olla de cocción lenta, coloque todos los ingredientes excepto la tilapia y revuelva para combinarlos.
2. Colocar la tilapia encima y sumergirla suavemente en la salsa.
3. Ponga la olla de cocción lenta en "Alto" y cocine, tapada, durante unas 2 horas.
4. Servir caliente.

NUTRICIÓN: Calorías por porción: 132; Carbohidratos: 8,5g; Proteínas: 22,8g; Grasas: 1,4g; Azúcar: 5,1g; Sodio: 92mg; Fibra: 2,2g

24. Ganador Fletán

Tiempo de preparación: 10 minutos

Tiempo de cocción: 2 horas

Raciones: 2

INGREDIENTES:

- Filete de fletán de 12 oz.
- Sal y pimienta negra recién molida, al gusto
- 1 cucharada de zumo de limón fresco
- 1 cucharada de aceite de oliva
- 1½ cucharadita de eneldo seco

INSTRUCCIONES:

1. Coloque un trozo grande de 18 pulgadas de papel de aluminio engrasado sobre una superficie lisa.
2. Sazone el filete de mero con sal y pimienta negra.
3. En un bol pequeño, añada el zumo de limón, el aceite y el eneldo y mezcle bien.
4. Coloque el filete de mero en el centro del papel de aluminio y rocíe con la mezcla de aceite.
5. Suba con cuidado los bordes del papel de aluminio y únalos, dejando bastante aire en el interior del paquete de papel de aluminio.
6. Coloque el paquete de papel de aluminio en el fondo de una olla de cocción lenta.
7. Ponga la olla de cocción lenta en "Alto" y cocine, tapado, durante aproximadamente 1½-2 horas.
8. Destape la olla de cocción lenta y retire el paquete de papel de aluminio.
9. Abrir con cuidado el paquete de papel de aluminio y servir.

NUTRICIÓN: Calorías por ración: 258; Carbohidratos: 1,7g; Proteínas: 36,4g; Grasas: 11,2g; Azúcar: 0,2g; Sodio: 174mg; Fibra: 0,4g

25. Risotto de salmón único

Tiempo de preparación: 15 minutos

Tiempo de cocción: 1 hora y 20 minutos

Porciones: 4

INGREDIENTES:

- 2 cucharadas de aceite de oliva
- 2 chalotas picadas
- ½ de pepino mediano, pelado, sin semillas y picado
- 1¼ C. de arroz Arborio
- 3 C. de caldo de verduras caliente
- ½ C. de vino blanco
- 1¼ lb. de filete de salmón sin piel, picado
- Sal y pimienta negra recién molida, al gusto
- 1 cebolleta picada
- 3 cucharadas de eneldo fresco picado

INSTRUCCIONES:

1. En una sartén, calentar el aceite a fuego medio-alto y saltear la chalota y el pepino durante unos 2-3 minutos.
2. Reduzca el fuego a bajo y cocine, tapado, durante unos 15 minutos.
3. Añadir el arroz y remover para combinar.
4. Suba el fuego a alto y saltee durante 1 minuto.
5. Retirar del fuego y transferir la mezcla de arroz a una olla de cocción lenta.
6. Vierta el caldo caliente y el vino por encima.
7. Ponga la olla de cocción lenta en "Alto" y cocine, tapado, durante unos 45 minutos.
8. Destape la olla y añada los trozos de salmón, la sal y la pimienta negra.
9. Ponga la olla de cocción lenta en "Alto" y cocine, tapado, durante unos 15 minutos.

10. Apague la olla de cocción lenta y deje reposar el risotto, tapado, durante unos 5 minutos.
11. Destape la olla de cocción lenta y añada la cebolleta y el eneldo.
12. Servir caliente.

NUTRICIÓN: Calorías por porción: 534; Carbohidratos: 53,2g; Proteínas: 36,1g; Grasas: 17,3g; Azúcar: 1,5g; Sodio: 686mg; Fibra: 2,2g

26. Cena deliciosa de camarones

Tiempo de preparación: 20 minutos

Tiempo de cocción: 5 horas

Porciones: 4

INGREDIENTES:

- 1 cebolla mediana picada
- ½ pimiento verde mediano, sin semillas y picado
- 1 lata (14½ onzas) de tomates enteros, sin escurrir y picados en trozos grandes
- 1 (2½-oz.) tarro de champiñones en rodajas
- ¼ C. de aceitunas maduras, deshuesadas y cortadas en rodajas
- 2 dientes de ajo picados
- 1 lata (14½ onzas) de caldo de pollo bajo en sodio
- 1 lata (8 onzas) de salsa de tomate
- ½ C. de vino blanco seco
- ½ C. de zumo de naranja
- 1 cucharadita de hojas de albahaca seca
- 2 hojas de laurel
- ¼ de cucharadita de semillas de hinojo, trituradas
- Sal y pimienta negra recién molida, al gusto
- 1 libra de camarones medianos, pelados

INSTRUCCIONES:

1. En una olla de cocción lenta, coloque todos los ingredientes excepto los camarones y revuelva para combinarlos.
2. Ponga la olla de cocción lenta en "Low" y cocine, tapado, durante unas 4-4½ horas.
3. Destape la olla de cocción lenta y añada las gambas.
4. Ponga la olla de cocción lenta en "Low" y cocine, tapado, durante unos 20-30 minutos.
5. Destape la olla y deseche las hojas de laurel.

6. Servir caliente.

NUTRICIÓN: Calorías por ración: 217 Carbohidratos: 16,9g; Proteínas: 28,2g; Grasas: 2,8g; Azúcar: 10,2g; Sodio: 705mg; Fibra: 10,2g

27. Camarones con feta adorables

Tiempo de preparación: 15 minutos

Tiempo de cocción: 2 horas 25 minutos

Porciones: 4

INGREDIENTES:

- ¼ C. de aceite de oliva virgen extra
- 1 cebolla mediana picada
- 1 lata (28 onzas) de tomates triturados
- ½ C. de vino blanco seco
- ½ cucharadita de orégano seco
- Una pizca de copos de pimienta roja triturados
- Sal, al gusto
- 1½ lb. de gambas medianas, peladas y desvenadas
- 1 C. de queso feta desmenuzado
- 2 cucharadas de perejil fresco picado

INSTRUCCIONES:

1. En una sartén, calentar el aceite a fuego medio y cocinar la cebolla unos 10 minutos, removiendo frecuentemente.
2. Retirar del fuego y pasar la cebolla a una olla grande.
3. Añada los tomates, el vino, el orégano, los copos de pimienta roja y la sal y remueva para combinar.
4. Ponga la olla de cocción lenta en "Alto" y cocine, tapada, durante unas 2 horas.
5. Destape la olla de cocción lenta y añada las gambas.
6. Espolvorear con queso feta de manera uniforme.
7. Ponga la olla de cocción lenta en "Alto" y cocine, tapado, durante unos 10-15 minutos.
8. Servir caliente con la guarnición de perejil

NUTRICIÓN: Calorías por porción: 324; Carbohidratos: 14g; Proteínas: 31,3g; Grasas: 15,1g; Azúcar: 9,4g; Sodio: 819mg; Fibra: 4,7g

RECETAS DE CORDERO

28. Chuletas de cordero mediterráneas

Tiempo de preparación: 10 minutos

Tiempo de cocción: 8 horas

Porciones: 4

INGREDIENTES:

- 4 chuletas de cordero, sin grasa
- 2 cebollas, cortadas en rodajas
- 4 dientes de ajo, cortados en rodajas
- 1 cucharada de pimentón
- 2 tazas de tomates enlatados
- 1 cucharada de pasta de tomate
- 2 ramitas de romero
- 1 paquete de verduras mixtas congeladas

INSTRUCCIONES:

1. Combine todos los ingredientes excepto las verduras en la olla de cocción lenta.
2. Sellar la olla.
3. Póngalo en bajo.
4. Cocer durante 7 horas.
5. Incorporar las verduras.
6. Cocer durante 1 hora más.
7. Vierta la salsa sobre las chuletas de cordero antes de servirlas.

NUTRICIÓN: Calorías 307 Grasas totales 8,9g Grasas saturadas 3,1g Colesterol 102mg Sodio 122mg Carbohidratos totales 20,4g Fibra dietética 6,2g Azúcares totales 7,6g Proteínas 35,8g Potasio 883mg

29. Pierna de cordero griega

Tiempo de preparación: 20 minutos

Tiempo de cocción: 4 horas y 6 minutos

Porciones: 6

INGREDIENTES:

- 3 libras de pierna de cordero
- Sal y pimienta al gusto
- 4 cucharadas de aceite de oliva, divididas
- 12 dientes de ajo
- 1 cucharada de zumo de limón recién exprimido
- ¾ cucharaditas de pimentón dulce
- 2 cucharaditas de tomillo fresco picado
- 1 cucharadita de orégano seco
- 2 cucharaditas de romero seco
- 1 libra de cebolla pelada
- ½ taza de caldo de carne reducido en sodio
- 1 taza de vino tinto seco
- Perejil picado

INSTRUCCIONES:

1. Sazona ambos lados del cordero con sal y pimienta al gusto.
2. Vierta la mitad del aceite de oliva en una sartén a fuego medio.
3. Añadir el cordero y cocinar durante 3 minutos por cada lado.
4. Después de la cocción, haga varios cortes en el cordero.
5. Introducir el diente de ajo en cada hendidura.
6. En un bol, mezclar el zumo de limón, el pimentón, el tomillo, el orégano y el romero.
7. Frote la mezcla por todo el cordero.
8. Añade el cordero a la olla de cocción lenta.
9. Añada la cebolla y vierta el caldo y el vino.
10. Sellar la olla y cocinar a fuego alto durante 4 horas.

NUTRICIÓN: Calorías179 Grasas totales 12,9g Grasas saturadas 2,1g Sodio 217,2mg Hidratos de carbono 13,2g Azúcares totales 4,4g Proteínas 5,1g Potasio 670

30. Increíble cordero mediterráneo cocinado a fuego lento

Tiempo de preparación: 20 minutos

Tiempo de cocción: 6 horas y 20 minutos

Porciones: 4

INGREDIENTES:

- 4 y ½ libras de paleta de cordero cortada en dados
- 2 tomates picados
- 1 diente de ajo finamente picado
- 1 cucharada de canela
- 2 cucharaditas de azúcar
- Sal y pimienta blanca al gusto
- ½ taza de agua
- ¾ de taza de pasas
- 1 manojo de tallos de cilantro cortados

INSTRUCCIONES:

1. Ponga el cordero en su olla de cocción lenta.
2. Añadir los tomates, el ajo, la canela, la sal, la pimienta, el azúcar y el agua.
3. Añade los tallos de cilantro, tapa y cocina a fuego lento durante 6 horas.
4. Destapar, añadir las hojas de cilantro y las pasas, remover, pasar a los platos y servir caliente.
5. Que lo disfrutes.

NUTRICIÓN: Calorías 578, Grasas 29,1g, Colesterol 203mg, Sodio 210mg, Carbohidratos 6,5g, Fibra 2,1g, Azúcares 2,7g, Proteínas 70,7g, Potasio 1142mg

31. Jarretes de cordero a la griega

Tiempo de preparación: 15 minutos

Tiempo de cocción: 6 horas y 15 minutos

Porciones: 4

INGREDIENTES:

- 4 patas de cordero
- 1 cebolla amarilla cortada en rodajas finas
- 1 cucharada de aceite de oliva virgen extra
- 4 cucharaditas de semillas de cilantro machacadas
- 2 cucharadas de harina blanca
- 4 hojas de laurel
- 2 cucharaditas de miel
- 5 onzas de jerez seco
- 2 y ½ tazas de caldo de pollo
- Sal y pimienta al gusto

INSTRUCCIONES:

1. Poner aceite en una sartén, calentar a temperatura media alta, añadir los jarretes de cordero y dorarlos por todos los lados.
2. Transfiera la carne a la olla de cocción lenta y déjela aparte por ahora.
3. Vuelva a poner la sartén al fuego, añada la cebolla y cocine durante 5 minutos removiendo todo el tiempo.
4. Añadir el cilantro, remover y cocinar 1 minuto más.
5. Añadir la harina, el jerez, el caldo, la miel y las hojas de laurel, sal y pimienta, remover y llevar a ebullición.
6. Vierta esto sobre el cordero, tápelo y cocínelo a fuego alto durante 6 horas dándole la vuelta a la carne una vez.
7. Destape, transfiera la carne y los jugos a los platos y sirva.
8. Que lo disfrutes.

NUTRICIÓN: Calorías 578, Grasas 29,1g, Colesterol 203mg, Sodio 210mg, Carbohidratos 6,5g, Fibra 2,1g, Azúcares 2,7g, Proteínas 70,7g, Potasio 1142mg

32. Cordero cocinado a fuego lento

Tiempo de preparación: 15 minutos

Tiempo de cocción: 6 horas y 15 minutos

Porciones: 6

INGREDIENTES:

- 4 libras de cordero asado
- 1 hoja de romero de primavera
- 6 dientes de ajo finamente picados
- 6 patatas cortadas por la mitad
- ½ taza de caldo de cordero
- 4 hojas de laurel
- Sal y pimienta negra al gusto

INSTRUCCIONES:

1. Ponga las patatas en su olla de cocción lenta.
2. Añadir el cordero, el ajo y el romero en primavera.
3. Sazonar con sal y pimienta.
4. Añada las hojas de laurel y el caldo, tape y cocine a fuego alto durante 6 horas.
5. Destapar, dejar enfriar, pasar a una tabla de cortar, cortar en rodajas y disponer en una fuente de servir.
6. Servir con los jugos reservados y las hojas de romero por encima.
7. Que lo disfrutes.

Nutrición: Calorías 578, Grasa 29,1g, Colesterol 203mg, Sodio 210mg, Carbohidratos 6,5g, Fibra 2,1g, Azúcares 2,7g, Proteínas 70,7g, Potasio 1142mg

33. Magnífico cordero mediterráneo en crock pot

Tiempo de preparación: 15 minutos

Tiempo de cocción: 8 horas y 20 minutos

Porciones: 6

INGREDIENTES:

- 4 libras de pierna de cordero
- 2 cucharadas de aceite de oliva virgen extra
- 2 ramitas de romero, hojas finamente picadas
- 2 cucharadas de perejil finamente picado
- 2 cucharadas de orégano finamente picado
- 1 cucharada de ralladura de limón
- 3 dientes de ajo finamente picados
- 2 cucharadas de zumo de limón
- 2 libras de patatas pequeñas
- 1 taza de caldo de carne

INSTRUCCIONES:

1. Haga pequeños cortes por todo el cordero, introduzca el romero y déjelo aparte.
2. En un bol, mezclar 1 cucharada de aceite con el orégano, el perejil, el ajo, el zumo y la corteza de limón y remover bien.
3. Frote el cordero con esta mezcla, sazone con sal y pimienta al gusto.
4. Calentar una sartén con el resto del aceite a temperatura media-alta, añadir las patatas y cocinar durante 3 minutos removiendo todo el tiempo.
5. Pasar las patatas a la olla de cocción lenta y dejarlas aparte.
6. Vuelva a poner la sartén al fuego, añada la carne de cordero y cocínela durante 3 minutos por cada lado.
7. Transfiera la carne a la olla de cocción lenta, añada el caldo, tape y cocine a fuego alto durante 2 horas y a fuego lento durante 6 horas.

8. Destapar, dejar reposar unos minutos, pasar a un plato, añadir las patatas y los jugos al lado y ¡servir!

9. Que lo disfrutes.

NUTRICIÓN: Calorías 578, Grasas 29,1g, Colesterol 203mg, Sodio 210mg, Carbohidratos 6,5g, Fibra 2,1g, Azúcares 2,7g, Proteínas 70,7g, Potasio 1142mg

34. Sorpresa mediterránea de cordero en olla de barro

Tiempo de preparación: 20 minutos

Tiempo de cocción: 10 horas y 20 minutos

Porciones: 4

INGREDIENTES:

- 1 libra de carne de cordero cortada en dados
- 2 dientes de ajo machacados
- 1 cucharadita de jengibre finamente rallado
- 1 cebolla roja cortada en rodajas finas
- 1 cucharadita de cúrcuma
- ½ cucharadita de canela molida
- 1 cucharada de miel
- 2 cucharaditas de comino
- 2 cucharaditas de azúcar blanco
- 14 onzas de tomates enlatados finamente picados
- 1 taza de caldo de pollo
- 1 rama de canela
- Sal y pimienta negra al gusto
- 10 ciruelas pasas
- ¼ de limón picado
- ¼ de taza de harina de almendra
- 1 cucharada de perejil finamente picado
- 1 cucharada de cilantro finamente picado

INSTRUCCIONES:

1. Ponga la carne de cordero en su olla de cocción lenta.
2. Añadir el ajo, el jengibre, la cebolla y la cúrcuma y remover suavemente.
3. Añade también la canela, el comino, la miel, el azúcar, los tomates, el caldo de pollo, la rama de canela, la sal y la pimienta.

4. Remover suavemente, tapar y cocinar a fuego lento durante 9 horas y 30 minutos.

5. Destape la olla de cocción lenta, añada las ciruelas pasas, el limón, la harina de almendras, el perejil y el cilantro, revuelva, tape y cocine a temperatura baja durante 30 minutos más.

6. Destapar de nuevo la olla, dejar enfriar unos minutos, pasar a los platos y servir.

7. Que lo disfrutes.

NUTRICIÓN: Calorías 578, Grasas 29,1g, Colesterol 203mg, Sodio 210mg, Carbohidratos 6,5g, Fibra 2,1g, Azúcares 2,7g, Proteínas 70,7g, Potasio 1142mg

35. Estofado de cordero en olla de barro

Tiempo de preparación: 20 minutos

Tiempo de cocción: 3 horas y 20 minutos

Porciones: 6

INGREDIENTES:

- 3 cucharadas de aceite vegetal
- 8 chuletas de cordero
- 8 dientes de ajo finamente picados
- Sal y pimienta negra al gusto
- 1 cebolla amarilla finamente picada
- 4 tomates ciruela finamente picados
- 2 tazas de caldo de pollo
- 1 y ½ tazas de agua
- 2 cabezas de achicoria finamente picadas
- ½ taza de eneldo finamente picado
- ¼ de taza de zumo de limón
- Arroz ya cocido para servir

INSTRUCCIONES:

1. Caliente 1 cucharada de aceite en una sartén a fuego medio-alto, salpimiente el cordero, añada la mitad a la sartén, dórelo 3 minutos por cada lado, páselo a la crock pot y déjelo aparte.
2. Caliente otra cucharada de aceite en la misma sartén, añada el resto de las chuletas de cordero después de haberlas sazonado también, cocínelas durante 3 minutos por cada lado y páselas también a la olla de cocción lenta.
3. Calentar la última cucharada de aceite en la misma sartén, añadir la cebolla y el ajo y cocinar durante 5 minutos removiendo todo el tiempo.
4. Añadir los tomates y cocinar durante 3 minutos más.

5. Añada el caldo y el agua, llévelo a ebullición, viértalo sobre la carne en la olla de cocción lenta, cúbralo, cocínelo a temperatura alta durante 2 horas, descúbralo, añada la achicoria, cúbralo y cocínelo a temperatura baja durante 1 hora más.

6. Pasar a un plato, desechar los huesos, volver a la olla de cocción, añadir el zumo de limón, el eneldo, más sal y pimienta y remover suavemente.

7. Colocar en los platos y servir con arroz ya cocido.

8. Que lo disfrutes.

NUTRICIÓN: Calorías 578, Grasas 29,1g, Colesterol 203mg, Sodio 210mg, Carbohidratos 6,5g, Fibra 2,1g, Azúcares 2,7g, Proteínas 70,7g, Potasio 1142mg

36. Estofado de cordero y feta a fuego lento

Tiempo de preparación: 20 minutos

Tiempo de cocción: 8 horas y 20 minutos

Porciones: 8

INGREDIENTES:

- 3 libras de paleta de cordero deshuesada y recortada
- 3 cebollas blancas cortadas en rodajas
- 1 cucharada de aceite de oliva virgen extra
- 1 cucharada de orégano
- 6 dientes de ajo finamente picados
- 1 cucharada de cáscara de limón finamente rallada
- Sal y pimienta negra al gusto
- Una pizca de pimienta de Jamaica
- 2 cucharadas de harina blanca
- 1 y ½ tazas de caldo de carne
- 14 onzas de corazones de alcachofa
- ¼ de taza de pasta de tomate
- ½ taza de queso feta
- 2 cucharadas de perejil finamente picado

INSTRUCCIONES:

1. Calienta una sartén con el aceite de oliva a fuego medio-alto, añade el cordero, dóralo y añádelo a tu crock pot.
2. Escurra el exceso de grasa de la sartén, caliéntela de nuevo, añada la cebolla, la corteza, el ajo, la sal, la pimienta, el orégano y la pimienta de Jamaica y cocine durante 5 minutos removiendo a menudo.
3. Añadir la harina, remover y cocinar durante 1 minuto más.
4. Añada la pasta de tomate y el caldo, llévelo a ebullición, añada sobre el cordero, tape la olla de cocción lenta y cocine a fuego lento durante 8 horas.

5. Después de 7 horas y 45 minutos, añada las alcachofas y el perejil, revuelva suavemente, tape y cocine durante 15 minutos más.
6. Añadir el feta, remover suavemente, pasar a los platos y servir enseguida.
7. Que lo disfrutes.

NUTRICIÓN: Calorías 578, Grasas 29,1g, Colesterol 203mg, Sodio 210mg, Carbohidratos 6,5g, Fibra 2,1g, Azúcares 2,7g, Proteínas 70,7g, Potasio 1142mg

37. Delicias de chuletas de cordero cocinadas a fuego lento

Tiempo de preparación: 10 minutos

Tiempo de cocción: 4 horas

Porciones: 4

INGREDIENTES:

- ½ cucharadita de ajo en polvo
- 1 cebolla amarilla, cortada en rodajas
- 1 cucharadita de orégano seco
- ½ cucharadita de tomillo seco
- Una pizca de sal y pimienta negra
- 8 chuletas de lomo de cordero
- 2 dientes de ajo picados

INSTRUCCIONES:

1. En su olla de cocción lenta, mezcle el ajo en polvo con la cebolla, el orégano, el tomillo, la sal, la pimienta, las chuletas de cordero y el ajo, mezcle, tape, cocine a fuego lento durante 4 horas, divida en platos y sirva.
2. Que lo disfrutes.

NUTRICIÓN: calorías 200, grasa 8, fibra 4, carbohidratos 8, proteínas 20

38. Deliciosas chuletas de cordero

Tiempo de preparación: 10 minutos

Tiempo de cocción: 5 horas

Porciones: 4

INGREDIENTES:

- 1 cucharadita de aceite de oliva
- 2 libras de chuletas de cordero
- 1 cebolla roja, cortada en rodajas
- 12 onzas de tomates enlatados, picados
- 3 dientes de ajo picados
- 1 taza de vino tinto
- 1 resorte de romero
- 4 ramitas de tomillo
- 2 onzas de queso feta desmenuzado
- 1/3 de taza de perejil picado
- 2 cucharaditas de zumo de limón
- Sal y pimienta negra al gusto

INSTRUCCIONES:

1. En su crock pot, mezcle el aceite con las chuletas de cordero, la cebolla, los tomates, el ajo, el vino, el romero, el tomillo, el zumo de limón, la sal y la pimienta, tape y cocine a fuego lento durante 5 horas.
2. Añade el perejil y el queso, remueve un poco, deja todo a un lado durante 10 minutos, reparte en los platos y sirve.
3. Que lo disfrutes.

NUTRICIÓN: calorías 291, grasas 7, fibra 6, carbohidratos 17, proteínas 20

39. Cordero irlandés con patatas y zanahorias

Tiempo de preparación: 30 minutos

Tiempo de cocción: 8 horas y 30 minutos

Porciones: 4

INGREDIENTES

- 2 libras de pierna de cordero, deshuesada, recortada y cortada en trozos pequeños
- 1 cucharadita de sal
- 1 cucharadita de pimienta
- 3 tallos de apio, cortados en rodajas
- 3 puerros, sólo la parte blanca, cortados por la mitad y en rodajas finas
- 3 zanahorias, peladas y cortadas en rodajas
- 1 3/4 lb. de patatas, peladas y cortadas en cubos
- 2 cucharaditas de tomillo fresco picado
- 14 oz. de caldo de pollo bajo en sodio
- 1/4 de taza de hojas de perejil fresco picado

DIRECCIÓN

1. Ponga todos los ingredientes, excepto el perejil, en una olla de cocción lenta.
2. Asegure la tapa y cocine a fuego lento durante 8 horas.
3. Adornar con perejil antes de servir. Que lo disfrutes!

NUTRICIÓN: Calorías 578, Grasas 29,1g, Colesterol 203mg, Sodio 210mg, Carbohidratos 6,5g, Fibra 2,1g, Azúcares 2,7g, Proteínas 70,7g, Potasio 1142mg

40. Albóndigas de cordero al estilo griego

Tiempo de preparación: 10 minutos

Tiempo de cocción: 4 hors 45 minutes

Porciones: 4

INGREDIENTES:

- 1 huevo
- ¾ de taza de pan rallado
- Sal y pimienta al gusto
- 1 cucharadita de orégano seco
- 1 libra de cordero molido
- ¼ de taza de cebolla picada
- ¾ de taza de caldo de pollo

INSTRUCCIONES:

1. Mezclar todos los ingredientes para formar albóndigas.
2. Ponga las albóndigas en su olla de cocción lenta y cierre la tapa.
3. Poner a tope y cocinar durante 4 horas.
4. Servir caliente y disfrutar.

Nutrición: Calorías 578, Grasa 29,1g, Colesterol 203mg, Sodio 210mg, Carbohidratos 6,5g, Fibra 2,1g, Azúcares 2,7g, Proteínas 70,7g, Potasio 1142mg

41. Cordero al curry

Tiempo de cocción: 5 horas a fuego lento

Tiempo de preparación: 20 minutos

Porciones: 8

INGREDIENTES:

- 1 libra de cordero molido
- Aceite de oliva para cocinar
- Sal y pimienta al gusto
- ½ cucharadita de cúrcuma en polvo
- ½ cucharadita de cilantro en polvo
- 1 cucharadita de pimienta de cayena
- 2 tazas de judías verdes
- 1 taza de salsa de tomate
- 1 lata grande de tomates picados
- 2 patatas peladas y picadas
- 3 dientes de ajo picados

INSTRUCCIONES:

1. En una sartén, dore primero el cordero a fuego medio-alto en la estufa, junto con la cebolla, y el ajo en un poco de aceite de oliva.
2. Trasladar, después de escurrir la grasa, a la olla de cocción lenta.
3. Ponga todos los ingredientes en la olla de cocción lenta. Remover para mezclar. Cierre la tapa de la olla.
4. Cocinar durante 5 horas a fuego lento.
5. Servir caliente y disfrutar.

NUTRICIÓN: Calorías 578, Grasas 29,1g, Colesterol 203mg, Sodio 210mg, Carbohidratos 6,5g, Fibra 2,1g, Azúcares 2,7g, Proteínas 70,7g, Potasio 1142mg

42. Estofado de cordero con especias y albaricoques

Tiempo de cocción: 5 horas en alto

Tiempo de preparación: 15 minutos

Porciones: 5

INGREDIENTES:

- 2 libras de carne de cordero para guisar, cortada en cubos
- ¾ de taza de albaricoques secos
- 3 cucharadas de mantequilla
- 2 cucharaditas de pimentón
- 2 cucharaditas de canela molida
- 2 cucharaditas de pimienta de Jamaica molida
- 1 cucharadita de cardamomo molido
- ½ taza de caldo de pollo
- ½ taza de zumo de naranja
- 1 ½ tazas de cebolla dulce picada
- Sal y pimienta al gusto
- Servir con cuscús caliente cocido
- Albaricoques secos picados para decorar
- Aceite de oliva para cocinar

INSTRUCCIONES:

1. A fuego medio-alto en la estufa, calentar el aceite de oliva. Añade el cordero a la sartén y dóralo. Transfiera el cordero dorado a su olla de cocción lenta.

2. En la misma sartén, saltear la cebolla en la mantequilla, añadiendo los albaricoques, el caldo, el zumo de naranja y los condimentos. Remueva bien. Vierta la mezcla en su crock pot sobre el cordero. Cierre la tapa de la olla.

3. Cocer a fuego alto durante 5 horas. Servir caliente con cuscús cocido caliente y coronado con albaricoques secos picados para decorar.

NUTRICIÓN: Calorías 578, Grasas 29,1g, Colesterol 203mg, Sodio 210mg, Carbohidratos 6,5g, Fibra 2,1g, Azúcares 2,7g, Proteínas 70,7g, Potasio 1142mg

43. Jarretes de cordero mediterráneos

Tiempo de cocción: 6 horas a fuego lento

Tiempo de preparación: 15 minutos

Porciones: 4

INGREDIENTES:

- 4 patas de cordero grandes, recortadas
- 2 dientes de ajo, cortados en rodajas finas
- 2 pimientos rojos, cortados en trozos de 1 pulgada
- 2 ramas de apio, cortadas en rodajas gruesas
- 2 cucharadas de orégano fresco picado
- 2 cucharadas de pasta de tomate
- 2 cucharadas de harina de trigo integral
- 2 calabacines medianos, cortados por la mitad y en rodajas gruesas
- 2 latas (14 onzas cada una) de tomates picados
- Escamas de sal rosa del Himalaya, para sazonar
- 1 taza de caldo de carne
- 1 cebolla roja grande, picada
- 1 berenjena pequeña, cortada en dados
- 1 cucharada de aceite de oliva
- ½ taza de vino tinto
- ¼ de taza de albahaca fresca, rallada
- Pasta cocida para servir

INSTRUCCIONES:

1. En un tazón mediano, agregue el cordero y la harina y revuelva para cubrir el cordero con la harina.
2. En una sartén al fuego, añadir aceite, a fuego medio-alto. Añade el cordero a la sartén y cocínalo durante unos 6 minutos por cada lado, o hasta que se dore por todas partes.

3. Pasa la carne de cordero dorada a la olla de cocción lenta. Añade los pimientos, la cebolla, el ajo, la berenjena, el calabacín y el apio a la sartén en la que has dorado el cordero. Cocina durante unos 5 minutos, removiendo hasta que las verduras empiecen a dorarse. Añade la mezcla a la olla de cocción lenta. Cubre la olla con la tapa.
4. Cocinar a fuego lento durante 6 horas.
5. Antes de servir, añada el orégano, la albahaca, la sal y la pimienta al gusto. Servir sobre la pasta cocida y disfrutar.

NUTRICIÓN: Calorías 578, Grasas 29,1g, Colesterol 203mg, Sodio 210mg, Carbohidratos 6,5g, Fibra 2,1g, Azúcares 2,7g, Proteínas 70,7g, Potasio 1142mg

44. Guiso griego de cordero y alcachofas

Tiempo de cocción: 8 horas a fuego lento

Tiempo de preparación: 20 minutos

Porciones: 8

INGREDIENTES:

- 3 lbs. Paleta de cordero, sin hueso,
- desgrasado, cortado en cubos de 1 pulgada
- 1 cucharada de ralladura de limón
- 1 cucharada de aceite de oliva
- ½ taza de queso feta
- ¼ de taza de pasta de tomate
- ¼ de cucharadita de sal
- 2 cucharadas de perejil fresco picado
- 2 cucharadas de harina de trigo integral
- 3 cebollas, cortadas en rodajas
- 1 lata de corazones de alcachofa, escurridos y cortados en cuartos
- 6 dientes de ajo picados
- 1 ½ tazas de caldo de carne
- 1 pizca de pimienta de Jamaica
- 1 pizca de canela
- 1 cucharada de orégano seco

INSTRUCCIONES:

1. Caliente el aceite en una sartén, a fuego medio-alto en la estufa. Añade el cordero y dora la carne, añadiendo la carne dorada a tu crock pot.
2. Escurrir la grasa de la sartén. Añade la corteza, la cebolla, el ajo, la canela, la pimienta de Jamaica y la sal a la sartén, cocinando durante unos cinco minutos a fuego medio.
3. Espolvorear la harina en la sartén. Remover para combinar. Añada a la sartén la pasta de tomate y el caldo de carne, y llévelo

a ebullición. Vierta la mezcla en su olla de cocción lenta. Cierre la tapa.

4. Cocinar a fuego lento durante 8 horas.

5. Incorpore los corazones de alcachofa a la olla de cocción lenta y cocine durante 15 minutos más.

6. Servir caliente y espolvorear por encima con feta y perejil para adornar y disfrutar.

NUTRICIÓN: Calorías 578, Grasas 29,1g, Colesterol 203mg, Sodio 210mg, Carbohidratos 6,5g, Fibra 2,1g, Azúcares 2,7g, Proteínas 70,7g, Potasio 1142mg

45. Cordero al limón cocinado a fuego lento

Tiempo de cocción: 6 horas (2 horas en alto y 4 horas en bajo)

Tiempo de preparación: 20 minutos

Porciones: 4

INGREDIENTES:

- ½ pierna de cordero
- 1 cáscara de limón picada
- Zumo de un limón
- 1 cebolla grande, pelada y cortada en trozos
- 2 patatas grandes, cortadas y peladas en gajos
- 4 dientes de ajo machacados
- 2 cucharadas de aceite de oliva
- ½ cucharadita de sal
- 1 cucharada de condimento griego multiuso
- Zumo de limón recién exprimido

INSTRUCCIONES:

1. En una sartén, calentar el aceite, a fuego medio-alto en la estufa. Añade el cordero a la sartén y dora la carne por todos los lados.
2. Coloque el ajo, la cebolla, las patatas y el limón en la olla de cocción lenta. Sazona con sal, pimienta y zumo de limón.
3. Añada el cordero dorado sobre la capa de verduras en la olla de cocción lenta y sazone con el condimento griego. Cierra la tapa de la olla.
4. Cocine a fuego alto durante 2 horas y 4 horas a fuego lento, o hasta que la carne de cordero se desprenda del hueso.

NUTRICIÓN: Calorías 578, Grasas 29,1g, Colesterol 203mg, Sodio 210mg, Carbohidratos 6,5g, Fibra 2,1g, Azúcares 2,7g, Proteínas 70,7g, Potasio 1142mg

46. Cordero asado con cebollas y tomillo

Tiempo de preparación: 10 minutos

Tiempo de cocción: 4 horas

Porciones: 4

INGREDIENTES:

- 2 libras de pierna de cordero, aproximadamente media pierna de cordero
- 3 cucharadas de aceite de oliva
- 2 cebollas de 1 libra, cortadas en rodajas finas
- 4 ó 5 ramitas de tomillo
- 300 ml de vino tinto
- Una ramita de perejil fresco picado

INSTRUCCIONES:

1. Prepare la carne secándola con toallas de papel.
2. A continuación, salpimente la carne, sazonándola de manera uniforme.
3. Calentar una sartén con 3 cucharadas de aceite de oliva a fuego medio.
4. Dore la carne por todos los lados. Esto debería llevar unos 8 minutos más o menos.
5. Una vez dorada, pasar la carne a una olla de cocción lenta.
6. Utilizando la misma sartén con todos los jugos de la carne dorada, saltear las cebollas durante unos 10 minutos.
7. Añade el tomillo y saltea un minuto más.
8. Añadir sal y pimienta al gusto.
9. Transfiera las cebollas a la olla de cocción lenta y añada el vino.
10. Tapar y cocinar a fuego lento durante 3 o 4 horas hasta que el cordero esté completamente cocido.
11. Adornar con perejil fresco picado y servir.

NUTRICIÓN: Calorías 578, Grasas 29,1g, Colesterol 203mg, Sodio 210mg, Carbohidratos 6,5g, Fibra 2,1g, Azúcares 2,7g, Proteínas 70,7g, Potasio 1142mg

47. Cordero a las siete horas con vino tinto

Tiempo de preparación: 10 minutos

Tiempo de cocción: 7 horas

Porciones:

INGREDIENTES:

- 6 libras de pierna de cordero
- 4 cebollas, cortadas en rodajas finas
- 8 dientes de ajo, pelados y enteros
- 4 zanahorias pequeñas, enteras
- 300 ml de vino tinto
- 300 ml de caldo
- 2 cucharadas de Armagnac o Madeira, opcional
- Ramitas de tomillo para decorar
- Sal y pimienta al gusto

INSTRUCCIONES:

1. Sazone la pierna de cordero frotando con sal y pimienta.
2. En una olla grande, dore la pierna de cordero por todos los lados a fuego medio-alto. Esto debería llevar unos diez minutos.
3. Una vez que la carne se haya dorado, escurrir el exceso de grasa.
4. Añadir las cebollas, el ajo y las zanahorias y rehogar.
5. Añade también el vino y el caldo y añade pimienta y sal al gusto
6. Tapa y cocina a fuego lento durante 7 horas hasta que la carne esté bien tierna.
7. Añadir el Armagnac y servir.

NUTRICIÓN: Calorías 578, Grasas 29,1g, Colesterol 203mg, Sodio 210mg, Carbohidratos 6,5g, Fibra 2,1g, Azúcares 2,7g, Proteínas 70,7g, Potasio 1142mg

48. Spread de Jalapeño Popper

Tiempo de preparación: 10 minutos

Tiempo de cocción: 3 minutos

Porciones: 32

INGREDIENTES

- 2 paquetes de queso crema, ablandado
- taza de mayonesa
- 1 lata (4 gramos) de pimientos verdes picados, escurridos
- gramos de chiles jalapeños picados, en lata, escurridos
- 1 taza de queso parmesano rallado

DIRECCIÓN

1. En un tazón grande, mezcle el queso crema y la mayonesa hasta que esté suave. Revuelve los pimientos y los chiles jalapeños.
2. Verter la mezcla en el microondas y espolvorear con queso parmesano.
3. Calentar en el microondas a máxima potencia, unos 3 minutos.

NUTRICIÓN: 110 calorías 11,1g de grasa 2,1g de proteína

49. Smokies de azúcar moreno

Tiempo de preparación: 10 minutos

Tiempo de cocción: 4 minutos

Porciones: 12

INGREDIENTES

- 1 libra de tocino
- (16 onzas) paquete de pequeñas salchichas ahumadas
- 1 taza de azúcar moreno, o al gusto

DIRECCIÓN

1. Precalentar el horno a 175 ° C (350 ° F).
2. Cortar el bacon en tres y envolver cada tira alrededor de una salchicha pequeña. Colocar las salchichas envueltas en pinchos de madera, varios a uno colocar las brochetas en una bandeja de horno y espolvorear generosamente con azúcar moreno.
3. Hornear hasta que el bacon esté crujiente y el azúcar moreno se haya derretido.

NUTRICIÓN: 356 calorías 27,2g de grasa 9g de proteína

50. Dip de frutas

Tiempo de preparación: 5 minutos

Tiempo de cocción: 0 minutos

Porciones: 12

INGREDIENTES

- (8-oz) paquete de queso crema, suavizado
- 1 (7-oz) tarro de crema de malvavisco

DIRECCIÓN

1. Utilice una batidora eléctrica para combinar el queso crema y el malvavisco
2. Batir hasta que todo esté bien mezclado.

NUTRICIÓN: 118 calorías 6,6g de grasa 13,4g de carbohidratos

CONCLUSIÓN

Si eres nuevo en la Dieta Mediterránea, o quieres hacer algunos cambios en tu estilo de vida, disfrutarás de este libro de cocina de la dieta. Es una guía fácil de leer que le ayudará a saber qué alimentos debe consumir a diario. No sólo le proporcionará un plan de menú para el desayuno, el almuerzo y la cena, sino que también le indicará qué ingredientes debe comprar para poder preparar una comida deliciosa y saludable por sí mismo.

La Dieta Mediterránea es un patrón de alimentación que existe desde la década de 1980. Es una dieta sencilla que hace hincapié en las frutas, las verduras, los cereales y las proteínas magras, como el pescado. También requiere cantidades moderadas de grasas y aceites insaturados.

Si está buscando opciones de alimentación más saludables, la Dieta Mediterránea puede ser una forma fácil de empezar. Tanto si es un completo principiante como si sólo quiere cambiar su dieta por algo más saludable, el libro de cocina de la Dieta Mediterránea para principiantes es un buen punto de partida. Pida su ejemplar hoy mismo.

El libro está lleno de recetas deliciosas. Las versiones para olla de cocción lenta son muy fáciles de usar y son absolutamente deliciosas; he hecho varias hasta ahora y me ha sorprendido lo buenas que estaban. Las instrucciones son claras, concisas y fáciles de seguir (e incluso tienen fotos). Recomiendo encarecidamente este libro si estás interesado en hacer elecciones de alimentos más saludables en tu cocina.

Si eres nuevo en el mundo de la cocina en Crock Pot, puede que no sepas por dónde empezar. Bueno, yo he pasado por eso. No necesitas tener mucho tiempo o dinero para crear deliciosas comidas con tu crock pot. Este Libro de Cocina de la Dieta Mediterránea para Crock-Pot le dará los consejos y trucos que necesita.

¿Está harto de preparar la cena cada noche? ¿Está cansado de comer siempre lo mismo, semana tras semana? ¿Está dispuesto a probar algo nuevo? Si es así, siga leyendo

Tanto si su cocina es pequeña como si es grande, puede ahorrar tiempo y comer de forma saludable con nuestro libro de cocina de la dieta mediterránea para principiantes.

Tanto si su objetivo es perder peso como si sólo quiere comer de forma más saludable y ahorrar dinero, descubrirá que hay algunas recetas de delicioso sabor que son fáciles de equilibrar. Con un libro de cocina para principiantes de la dieta mediterránea en olla de cocción lenta, obtendrá más de su comida sin la molestia de todos los ingredientes adicionales que tendría que añadir a sus comidas habituales. Es hora de dejar de lado las viejas recetas de la dieta y cambiar tu estilo de vida!

En el ajetreado mundo actual, a menudo puede ser difícil encontrar tiempo para cocinar comidas saludables. Por eso he escrito un libro de cocina de la Dieta Mediterránea en olla de cocción lenta, lleno de recetas rápidas y sencillas que te garantizan que estarás en la cocina.

Se trata de un libro muy útil para las personas que no tienen mucho tiempo para cocinar. Se trata de una colección de deliciosas recetas aptas para personas ocupadas. Los ingredientes necesarios están siempre disponibles en su tienda de comestibles o supermercado local.

Podrás cocinar comidas saludables con facilidad, ¡sin tener que pasar horas en la cocina!

CPSIA information can be obtained
at www.ICGtesting.com
Printed in the USA
BVHW041009150321
602551BV00006B/345